CÓMO DORMIR BIEN

La Terapia Definitiva Para Recuperar El Sueño

Marcos Roque Bertrand

Primera Edición: Noviembre de 2023

Publicado Por: Editorial Esencia Literaria

"A medida que cada lector se sumerge en las estrategias presentadas en "Cómo Dormir Bien", se embarca en un viaje personal hacia un sueño reparador, reconociendo que la persistencia y la paciencia son clave para integrar hábitos positivos que transformarán significativamente su calidad de vida."

Índice

INTRODUCCIÓN 8

CAPÍTULO UNO: LA CIENCIA DETRÁS DEL INSOMNIO 9

CAPÍTULO DOS: EL CEREBRO DE UN INSOMNE 18

CAPÍTULO TRES: HAMBRIENTO DE SUEÑO 27

CAPÍTULO CUATRO: LA CURA: REMEDIO NATURAL Y ARTIFICIAL 36

CAPÍTULO CINCO: MODIFICACIÓN DEL ESTILO DE VIDA PARA EL INSOMNIO 48

CAPÍTULO SEIS: APAGAR EL CEREBRO 54

PALABRAS FINALES 61

AGRADECIMIENTO 62

LAS SIETE CAUSAS MÁS COMUNES DEL INSOMNIO - BONO 65

Introducción

Imagina noches en las que el insomnio ya no te mantiene despierto, y días libres del constante agotamiento. Este libro es tu compañero para decir adiós a esas noches de desvelo. No solo te proporcionará información sobre las causas del insomnio, sino que te equipará con las herramientas necesarias para superar este obstáculo que afecta tu bienestar.

A medida que explores las páginas de este libro, descubrirás no solo la raíz de tu insomnio, sino también estrategias efectivas para curarlo. No estás solo en este viaje; estás acompañado de soluciones prácticas y enfoques que han demostrado marcar la diferencia en la vida de aquellos que han lidiado con el insomnio.

Este libro no solo es una fuente de información, sino un faro de esperanza para aquellos que buscan no solo entender, sino también vencer el insomnio. Agradezco sinceramente que hayas decidido embarcarte en este viaje de autocuidado.

Capítulo Uno: La Ciencia Detrás Del Insomnio

¿Alguna vez has sufrido de insomnio? Es decir, ¿has enfrentado la dificultad de conciliar el sueño y permanecer dormido por la noche? ¿Cuáles son sus causas?

A menudo, el insomnio se debe a diversas razones, como la falta de descanso, el hambre, el trauma psicológico y más. No importa la razón, millones de seres humanos sufren del demonio llamado insomnio. Te roba el descanso, agota tu energía y destruye tu productividad al día siguiente, sin mencionar los efectos perjudiciales para tu salud física y mental.

¿Qué es el insomnio?

El insomnio, por definición, es la dificultad para conciliar el sueño y permanecer dormido. Se refiere a los momentos de inquietud que una persona experimenta en diferentes puntos de su ciclo de sueño. Un indicador simple para diagnosticar el insomnio es cuando una persona no está satisfecha con la cantidad de sueño que ha tenido.

Quienes padecen insomnio sentirán falta de energía, fatiga en diferentes momentos del día, dificultad para concentrarse en tareas, trastornos de ánimo terribles y bajo rendimiento en el trabajo. Es posible que los insomnes experimenten alguno de estos síntomas después de pasar la noche en vela.

Los Dos tipos de insomnio:

Insomnio Agudo

El insomnio agudo es cuando sufres unas pocas noches inquietas. A menudo, puedes conciliar el sueño y mantenerlo fácilmente. Aunque muchos insomnes no crean que lo padecen, podrían tener insomnio agudo. Este tipo de insomnio surge de niveles de estrés profundos que los insomnes están experimentando en ese momento. No dura mucho, solo ocurre debido a ciertos factores o eventos durante un período específico.

Por ejemplo, el insomnio agudo puede ocurrir después de enfrentar la ira del jefe, sacar una mala calificación en un examen, ser rechazado por alguien especial o simplemente tener un 'Día Malo'. Estas situaciones pueden provocar una o dos noches en las que simplemente no puedes conciliar el sueño. Muchas personas pueden haber experimentado este tipo de insomnio, y tiende a resolverse por sí solo.

Insomnio Crónico

El segundo tipo es el insomnio crónico, que es prolongado y ocurre al menos tres noches por semana durante al menos tres meses. Por lo general, sucede cuando enfrentas un cambio significativo en tu entorno, ya sea físico o mental. Puede ser mudarte a una nueva casa, perder a un ser querido, estar en un nuevo lugar de trabajo, enfrentar desafíos en la escuela o tener problemas para adaptarte a un clima más duro. La razón por la que los insomnes crónicos tienen problemas para dormir podría ser la falta de hábitos saludables de sueño y una rutina adecuada.

Es común en el mundo actual; la sociedad moderna ha alterado el ciclo de sueño con pocas horas de descanso. Para empeorar las cosas, la mayoría duerme en horas inusuales. No practican la costumbre de acostarse temprano y levantarse temprano al día siguiente.

Como resultado, la mente no sabe cuándo apagarse y se acostumbra a quedarse despierta hasta tarde. Esa es la razón por la cual el insomnio se ha vuelto un problema común en la sociedad actual. Lo que la gente no entiende es que el cuerpo no podrá funcionar con poco sueño una noche y esperar compensar su falta de sueño con siestas más tarde durante el día. Aunque esto puede parecer posible y útil al principio, este patrón de sueño no es sostenible a largo plazo.

Eventualmente, la mente y el cuerpo colapsarán, y experimentarás agotamiento completo hasta que descanses lo suficiente. La mejor solución es tener un horario fijo para dormir y practicar una rutina de sueño saludable. De lo contrario, necesitarás visitar al médico para obtener medicamentos, ya que generalmente estará relacionado con otro problema médico o psiquiátrico; es decir, la razón por la cual podrías tener insomnio crónico se debe al estrés. Lo que parece ser una situación típica puede parecer estresante si tienes insomnio crónico. Una mente y cuerpo inquietos se sentirán molestos por cualquier estímulo del entorno inmediato.

Las causas del insomnio

Independientemente del tipo de insomnio, las causas son las mismas. La diferencia radica en la intensidad de las emociones que una persona experimenta durante un período de tiempo determinado.

Además, las condiciones médicas subyacentes también pueden causar insomnio. Afortunadamente, en la mayoría de los casos, el insomnio es tratable.

Estas condiciones médicas pueden ser graves o leves, induciendo el insomnio en diferentes momentos de la vida de una persona. Estos síntomas incluyen alergias nasales, alergias sinusales, dolor lumbar, dolor crónico general, problemas gastrointestinales, artritis, asma y otros problemas neurológicos.

El estrés en el cuerpo del paciente hará que la mente permanezca despierta durante más tiempo. Por ejemplo, aquellos que tienen un resfriado se darán cuenta de que se quedan despiertos la mayor parte de la noche o se despertarán con frecuencia. Ambos factores pueden provocar una grave falta de sueño y descanso. Pueden intentar relajarse mientras tienen un resfriado, pero el insomnio prevalecerá.

El dolor físico también puede causar insomnio, ya que el cuerpo no puede adoptar una posición cómoda para descansar. ¿Alguna vez has tenido noches sin dormir porque no puedes adoptar una posición cómoda? Esta situación es típica cuando experimentas dolor en tu cuerpo.

La mejor manera de conciliar el sueño rápidamente y permanecer dormido es colocar tu cuerpo en una posición cómoda en la cama. También ayudará en la curación y garantizará un sueño más productivo. De lo contrario, te encontrarás en una batalla constante para conciliar el sueño e incluso optar por medicamentos innecesarios si no puedes adoptar la mejor postura para dormir.

Con todas estas diferentes causas en mente, ahora podemos pasar a la cura. Pero es igualmente importante estudiar todos los factores que causan el insomnio. ¿Pero sabías que también hay factores de riesgo de insomnio? Si encuentras que algunos de estos riesgos se aplican a ti, entonces simplemente tienes una mayor probabilidad de tener insomnio en algún momento de tu vida. De lo contrario, presta atención a tu salud y hábitos de sueño para asegurarte de que estás libre de insomnio el resto de tu vida.

Los factores de riesgo de insomnio incluyen ser mujer, estar embarazada o en la menopausia, adultos mayores de cuarenta años, sufrir más estrés, sufrir de depresión, tener un trabajo nocturno, viajar largas distancias con cambio horario, o tener antecedentes familiares de insomnio.

Todos estos factores acercan a una persona al insomnio. Pero ¿te das cuenta de que la mayoría de estos factores de riesgo son el resultado de tus elecciones? En la mayoría de los casos, las personas piensan que tienen pocas o ninguna opción en la vida, lo cual no es cierto.

Pueden elegir tomar unas vacaciones más largas cuando se desplazan por diferentes zonas horarias, pero no lo hacen. Pueden optar por un trabajo diurno, pero deciden pasar por los tiempos difíciles de tener un trabajo nocturno y adaptarse a un estilo de vida completamente diferente.

Es difícil lidiar con los factores de riesgo de insomnio, pero en última instancia, todo depende de tus elecciones. A veces, puedes pasar por momentos difíciles en la vida. Pueden ser problemas de relación, problemas familiares o problemas laborales. No solo eso, puedes estar sufriendo problemas financieros o personales donde tienes dificultades para equilibrar tu vida profesional y personal.

Todo esto te derrotará y te mantendrá despierto por la noche hasta que la mayor parte del estrés o la depresión desaparezca. En algunos casos, esto puede llevar más tiempo. En otros casos, las personas pueden encontrar soluciones y superar los momentos difíciles bastante rápido. De cualquier manera, tener la mentalidad correcta es la cura para el insomnio inducido por emociones.

Dado que el insomnio tiene muchas causas y factores de riesgo diferentes, hay muchas cosas que puedes hacer para evitar tener más noches sin dormir y sin descanso. La mayoría de las veces, es fácil descubrir cuáles son las causas, pero el verdadero desafío es cómo superarlo y tener una buena noche de sueño. La vida puede ser difícil y, a veces, puede derrotar a una persona hasta el punto en que ni siquiera está seguro de si puede levantarse de nuevo.

El primer paso para superar el insomnio es ser valiente. No tengas miedo de los resultados que puedan o no suceder. El miedo genera más estrés en tu vida que no te sirve. De hecho, solo intensificará tu insomnio. La prevención siempre es mejor que la cura. Recuerda siempre mantenerte tranquilo y seguir los consejos de salud para evitar el insomnio.

Capítulo Dos: El Cerebro De Un Insomne

Investigadores de todo el mundo están uniendo sus mentes para entender cómo funciona el cerebro de un insomne. Siguen explorando las características de todas las ondas cerebrales y cómo interactúan los pensamientos durante el día y la noche.

Cómo Funciona la Mente

A lo largo de cada hora del día, la mente se adapta a nuevas situaciones. Ya sea buscando comida, tomando algo, saliendo del coche, atravesando una puerta o simplemente descansando, la mente siempre intentará encontrar nuevas formas de sobrevivir y prosperar. Pasará por el ciclo de obtener suficientes recursos durante el día y tener suficiente energía para sanar y descansar durante la noche.

Normalmente, las personas con un nivel saludable de ondas cerebrales y estabilidad cognitiva satisfactoria durante el día pueden apagar partes del proceso de pensamiento del cerebro durante la noche. A medida que la noche avanza, el cerebro comenzará a desacelerarse e iniciar el sueño. Tu alerta y enfoque generalmente disminuyen cuando es de noche. Esta es la razón por la cual a las personas les resulta más difícil completar tareas por la noche.

Estudios muestran que el proceso de la mente cambia naturalmente a lo largo del día, y a veces puede causar una forma importante de ansiedad. Es cuando las ondas cerebrales se vuelven erráticas y se niegan a disminuir debido a una inmensa cantidad de estrés durante el día. Por lo tanto, la mente no podrá relajarse completamente por la noche.

En cambio, pasará por un período en el que las ondas cerebrales se moverán inusualmente rápido, provocando más pensamientos y consumiendo más energía por la noche. Todo lo que una persona ha experimentado durante el día será recordado por la noche. El cuerpo luego utilizará el doble de energía y recursos para procesar los pensamientos, lo que provoca fatiga y falta de energía al día siguiente.

La Mente y las Ondas Cerebrales

En cuanto a la mente y cómo las ondas cerebrales responden a las fases del insomnio, hay tres estudios diferentes que muestran cómo el cerebro reacciona durante la noche. Se ha demostrado que las funciones de aprendizaje y procesamiento de la memoria del cerebro afectan el sueño de una persona. Cuanto más aprendes durante el día, más pensamientos y recuerdos procesará el cerebro durante la noche.

Los sueños provienen de los pensamientos y experiencias de la vida real. Cuanto más experimentas en la vida, más sueñas por la noche. La capacidad de tener una variedad más amplia de sueños permite que la mente se calme y forme imágenes vagas para reforzar tu memoria. Cuando caes en un sueño profundo, tiendes a estar en el estado de sueño. A veces, incluso puedes tener pesadillas. Pero todo se reduce a tus pensamientos subconscientes y al tipo de experiencia que tuviste.

Día Vs. Noche

Entonces, ¿qué está sucediendo en el cerebro de los insomnes? En primer lugar, su cerebro está más activo durante la noche y tiene dificultades para llegar al estado de calma y relajación. En uno de los estudios sobre las ondas cerebrales durante el insomnio, los científicos han demostrado que las neuronas del cerebro de los insomnes son más activas por la noche.

Los insomnes tienden a tener muchos pensamientos rondando en sus cabezas, lo que resulta en insomnio. Experimentan un estado constante de procesamiento de información durante todo el día sin la capacidad de detenerlo. En última instancia, tendrán insomnio y enfrentarán las consecuencias de no tener suficiente descanso.

Los expertos afirman que el insomnio no debería verse directamente como un trastorno nocturno. De hecho, es más bien una condición cerebral de 24 horas que hace que el cerebro permanezca activo durante todo el día.

El sueño juega un papel importante en el procesamiento y almacenamiento de recuerdos. La falta de sueño interferirá con tu memoria a largo plazo. Tendrás problemas para concentrarte, recordar hechos e incluso detalles menores. Esta teoría se probó con un grupo de estudiantes en una prueba corta. Un grupo durmió toda la noche, mientras que otro grupo no durmió nada la noche anterior. ¿Los resultados?

Los estudiantes que durmieron más pudieron concentrarse mejor y recordar sus respuestas de la prueba unas horas después. El grupo de estudiantes que no durmió lo suficiente luchó con la prueba, obtuvo un puntaje por debajo del promedio y apenas recordó las respuestas que escribieron una hora después de la prueba.

Los Mitos

El objetivo de este experimento es demostrar la importancia del descanso para la concentración y la memoria de una persona. De hecho, los insomnes no pueden tener el mismo nivel de concentración que aquellos que descansaron lo suficiente. Sorprendentemente, algunas personas creen que pueden tener la misma capacidad de atención durante el día. Solo porque el cerebro está tan activo por la noche como lo está durante el día, no significa que el cerebro pueda funcionar al máximo nivel.

Además de la falta de concentración, la investigación muestra que los insomnes tienen más plasticidad cerebral. Sin embargo, la investigación sobre qué es la plasticidad y cómo contribuye a los estados de insomnio aún se desconoce. Pero lo que sí saben es que la plasticidad del cerebro se acumula a lo largo de la vida de una persona y contribuye a otras formas de enfermedad más adelante. La plasticidad cerebral es la capacidad del cerebro para cambiar estructural y funcionalmente en respuesta a factores físicos o ambientales.

En la mayoría de los casos, la plasticidad cerebral nos permite absorber nueva información, aprender cosas nuevas y seguir creciendo durante la adultez. Pero en caso de insomnio, daña las células cerebrales y lleva a la plasticidad cerebral. Esto conduce a una retención de memoria deficiente y falta de concentración. No solo a corto plazo, sino también a largo plazo. Es más difícil mantener todos los niveles de concentración y memoria a medida que una persona envejece.

El Cerebro de la Mente Inquieta

Otra investigación se realizó para descubrir cómo el estrés y la ansiedad afectan el sueño. El objetivo era determinar si una persona con un estilo de vida estresante tiene insomnio y cómo responde el cerebro por la noche. Y aquí está el resultado: la función cognitiva del cerebro no cambia, ya sea que tengan insomnio o no. Sin embargo, a los insomnes les resulta más difícil concentrarse y procesar información durante el día.

La mayoría de las investigaciones muestran que la mente de los insomnes divaga durante la noche. Tendrán dificultades para concentrarse al día siguiente; enfrentarán desafíos para manejar su trabajo, estudios e incluso su vida personal.

En otras palabras, la mente encontrará difícil funcionar de manera óptima al día siguiente y los insomnes no podrán rendir al máximo. Otra parte de la investigación comparó la función de memoria y la eficiencia para completar tareas dadas a los insomnes y a aquellos que descansaron lo suficiente.

Los estudios muestran que los insomnes no pueden recordar la mayoría de sus recuerdos durante el día. Como resultado, enfrentan dificultades para completar sus tareas diarias. Sus mentes divagarán incluso cuando realicen tareas simples. Por ejemplo, cuando se trata de preparar el desayuno, aquellos con una cantidad saludable de sueño irán a la cocina, tomarán decisiones rápidas y comenzarán su día. Por otro lado, aquellos que sufren de insomnio entrarán a la cocina, abrirán más armarios, buscarán en los mismos alimentos y no podrán descifrar qué deberían desayunar.

Y aquí está la explicación: las ondas cerebrales de un insomne son más lentas, lo que hará que se mueva a un ritmo más lento y olvide rápidamente cosas simples. Además, a medida que avanzan en el día y se presentan más tareas, el córtex prefrontal comenzará a tener menos recursos y las ondas cerebrales se volverán erráticas. El cerebro intentará mantenerse activo, pero no tendrá suficiente energía para procesar todo. Por lo tanto, el cerebro se agotará eventualmente si estás sufriendo de insomnio.

La Materia Gris

El tercer y último estudio científico es determinar el papel de la materia gris del cerebro. Lo más importante que hay que saber sobre la materia gris es que existe en el lóbulo frontal y controla los procesos de memoria y función ejecutiva. Cuando los insomnes no duermen lo suficiente por la noche, tendrán una disminución sustancial en la materia gris.

Ya sea que sufran de insomnio o tengan problemas para dormir en general, comenzarán a desarrollar síntomas de depresión o trauma lentamente. Por lo general, la causa subyacente del insomnio es el estrés. La mejor manera de resolver este problema es consultar a un médico para averiguar qué tipo de medicamento sería el mejor para ti.

En resumen, la mente debe obtener suficiente sueño y descanso para tener una concentración adecuada. El insomnio solo pondrá tu cuerpo en modo de exceso y, por lo tanto, no obtendrás suficiente descanso. Lo siguiente importante a recordar es obtener suficiente nutrición y sueño todas las noches. No importa lo difícil que sea encontrar un equilibrio, es importante tener un alto nivel de concentración todos los días para aprovechar al máximo tu día

Capítulo Tres: Hambriento De Sueño

En el último capítulo, exploramos la mente para entender cómo el insomnio afecta directamente al cerebro. Tener este trastorno durante cualquier periodo causará un impacto negativo masivo en tu mente. Además de la pérdida de memoria, el insomnio también resulta en cansancio, descuido y falta de alerta al día siguiente. Tanto la mente como el cuerpo necesitan descanso para funcionar bien al día siguiente. Sin descanso, la materia gris, la memoria y las tareas elaboradas de la mente se desmoronarán, y los insomnes tendrán dificultades para superar el día. Su mente divagará y les costará mantenerse enfocados a lo largo del día.

Las 5 Cosas que Haces Cada Mañana

Hagamos un pequeño ejercicio: en primer lugar, trata de recordar todas las cosas que hiciste en el momento en que despertaste hoy. Reflexiona sobre las primeras cinco cosas que hiciste. Puede que hayas apagado la alarma, revisado el teléfono, levantado, encendido las luces y caminado al baño. Sin importar cuál sea tu rutina habitual, tiendes a realizar todas tus actividades regulares sin problemas. Lo haces de manera subconsciente, solo porque se convirtió en una rutina diaria.

Sin embargo, cuando tienes insomnio, no estás tan centrado como normalmente lo estás. La mente seguirá pensando tan rápido como lo haría normalmente, pero no tiene todos los recursos y la energía para funcionar correctamente. En otras palabras, puede resultarte difícil realizar tus primeras cinco actividades por la mañana y luchar para completar cada tarea.

Una manera fácil de darte cuenta de esto es cuando te das cuenta de que llevaste más tiempo del necesario al realizar estas tareas. Las cinco acciones que deberían tomar solo 2 minutos pueden terminar llevando más de 10 minutos cuando no has descansado lo suficiente. Incluso podrías olvidar hacer una o dos tareas. Puedes olvidar apagar la alarma y también olvidar revisar tu teléfono en busca de actualizaciones. Pueden suceder muchas cosas, pero en general, esto es solo la punta del iceberg cuando luchas con el insomnio.

Dañando Tu Vida Profesional

Después de la primera noche enfrentando el insomnio, es posible que notes una disminución significativa en tu nivel de energía. Puede resultar difícil planificar el día o recordar toda la información durante el día.

En la mayoría de los casos, tu rutina diaria puede comenzar con despertarte, prepararte para el trabajo o incluso ir de compras después. Todos los trabajos requieren un 100% de enfoque para garantizar un rendimiento y eficiencia óptimos. De lo contrario, podrías enfrentar consecuencias de tu jefe.

No importa cuán exhausto te sientas, solo te darán cierta cantidad de días de compasión. Solo puedes tomar ciertos días de enfermedad en un año. Así que no dejes que el insomnio destruya tu vida personal y profesional. Toma el control y deséchalo de una vez por todas.

En tu trabajo, se espera que completes las tareas antes de cierta fecha límite. Ya sea que estés a cargo de empacar cajas, investigar o escribir, debes estar en la cima de tu juego casi todos los días. Debes rendir al máximo todo el tiempo y ganar tu merecido salario al final del mes. Cualquier descanso sacrificado durante la noche puede resultar en un rendimiento deficiente al día siguiente.

¿Estás Experimentando Hambre de Sueño?

Todos tienen su ritmo de sueño único, y los expertos recomiendan dormir de 6 a 8 horas diarias. El número exacto depende del individuo. Algunos de nosotros necesitamos más descanso, otros menos. Pero al final del día, perder un par de horas de sueño siempre es mejor que perder toda una noche de descanso. Por ejemplo, en lugar de dormir ocho horas, solo duermes seis.

Esas dos horas de sueño pueden parecer cruciales, pero no causarán tanto daño a tu vida como el insomnio. Perder dos horas de sueño puede ralentizarte, pero es probable que aún puedas superarlo y completar todas las tareas al final del día. Por otro lado, perder una noche completa de sueño puede apagar tu cerebro. Pasarán el día luchando con tareas simples.

Por ejemplo, cuando tu jefe pone una agenda en tu escritorio, puedes leer el contenido sin problema. Pero comprender qué significa cada elemento en la lista es la parte complicada para aquellos con insomnio. Lo que parece pan comido puede parecer misión imposible para los insomnes.

A menudo, pierdes el enfoque y el propósito del día si careces de sueño. Estarás constantemente buscando la manera más rápida de pasar el día en lugar de pensar en la mejor manera de hacerlo. Al principio, puede parecer manejable porque aún puedes hacer las cosas a tiempo de vez en cuando. Pero la verdad es que dañará tu reputación en tu lugar de trabajo a largo plazo debido a la baja calidad de tu trabajo. Además, se sabe que los insomnes tienen mal genio y una mala relación laboral con sus colegas.

La gente notará eventualmente tu ineficacia. Tu jefe se dará cuenta de que trabajas a un ritmo más lento, que no te estás concentrando tanto y que no tienes la actitud correcta para completar el trabajo. Puedes caer mal a tu jefe, y también corres el riesgo de ser despedido. Aunque esto te parezca improbable en este momento, debes tener en cuenta que la posibilidad es muy alta. El insomnio es un factor angustiante para la vida que no solo puede causar problemas en el trabajo, sino también en la vida personal.

Dañando Tu Vida Personal

Cuando piensas en tu vida personal, reflexiona sobre todo lo que es importante para ti, cosas que valoras profundamente. Puedes pensar en tu esposa, esposo, hijos, mascotas o cualquier otro aspecto. Algunas personas incluso pueden pensar en su jardín o en su proyecto de remodelación en el que han estado trabajando.

No hay respuestas correctas o incorrectas. Es tu propia vida, y la clave del éxito en tu vida personal es mantener el equilibrio. La mayoría de las personas realizan su rutina diaria sin pensar demasiado en ella. Ejemplos de tareas simples son preparar el desayuno para tus hijos, subir al auto o ir a algún lugar a comer.

Normalmente, estas no son tareas difíciles, pero los insomnes podrían sentir lo contrario. En el momento en que la vida personal de una persona comienza a desequilibrarse, resulta en momentos estresantes, y comienzan a preguntarse si hay alguna manera de volver a un estado estable. No importa si el estrés proviene de no tener los comestibles a tiempo o de despertarse tarde, una cantidad mínima de estrés puede acumularse en algo que está fuera de control. El insomnio causa una cantidad significativa de estrés y agotamiento.

No habrá pensamientos específicos en sus mentes; sus mentes solo divagarán con pensamientos aleatorios sin contexto. Lo mismo se puede aplicar a su vida laboral. Si estás sufriendo de insomnio y necesitas preparar a tus hijos para la escuela, podrías olvidar la lonchera, olvidar planchar su ropa y la lista continúa.

Recuerda siempre ponerte a ti mismo en primer lugar, porque "amarse a uno mismo NO es egoísta". Cuando constantemente te pones en último lugar, te encontrarás en una espiral descendente de la vida, incapaz de cumplir tu propósito último en la vida.

Ahora es el momento de destapar una gran idea equivocada en nuestra sociedad, la percepción de ponerse a uno mismo en primer lugar como arrogante, malvado y egoísta. Lo que no entendieron es que si estás ocupado cumpliendo las demandas de los demás sin lograr tus propósitos de vida, te sentirás insatisfecho y condenado. Perderás tu impulso, motivación, entusiasmo y productividad si sigues por este camino. Así que deja de complacer a los demás y priorízate a ti mismo primero. Solo haciéndolo tendrás un impulso imparable para lograr más y ofrecer más a cambio.

En casa, es posible que necesites mantener tu hogar cortando el césped o caminando alrededor de la casa para buscar insectos. No importa lo que hagas, debes recordar los pasos para ejecutar cada acción con precisión. En el momento en que sufras de insomnio, no podrás recordar las cosas muy bien y te costará más hacerlas.

Otra parte vital de tu vida personal es tu relación con los demás. Ya sea tu pareja, esposo, esposa, novio o novia, estar en una relación es un trabajo en sí mismo. Si no prestas toda tu atención a tu pareja porque no has descansado lo suficiente, puedes esperar que tu relación se deteriore. Esta situación llevará a discusiones, insatisfacción, frustración, soledad y tristeza en una relación. Todas estas emociones pueden salirse de control hasta el punto de que se necesite una confrontación importante.

Lidiando Con el Insomnio

Es difícil lidiar con el insomnio cuando no te queda energía. Te sentirás cansado todo el tiempo y te importarán menos las cosas que suceden a tu alrededor. Tu mente divagará y, muchas veces, esos pensamientos no tendrán sentido. La vida en sí ya es lo suficientemente difícil. Ahora, imagina agregar el hecho de que no estás descansando y tienes que lidiar con todos los obstáculos que la vida te presenta. ¿Cómo te sentirías? ¿Abrumado? ¿Estresado?

Puedes terminar perdiendo el tiempo en tu lugar de trabajo. Puedes no lograr preparar las comidas familiares y molestar a tus hijos. Puedes comenzar a olvidar todas las pequeñas cosas que normalmente haces por tu relación romántica. Muchas áreas de tu vida pueden desmoronarse debido al insomnio. Con todo esto en mente, ahora es el momento de protegerte contra la pérdida de sueño y obtener un descanso óptimo todas las noches.

Capítulo Cuatro: La Cura: Remedio Natural Y Artificial

El sueño es increíblemente importante para la salud. Necesitamos dormir para que nuestro cuerpo se cure y se revitalice después de las actividades diarias. Lamentablemente, muchas personas tienen dificultades para conciliar el sueño o simplemente no duermen lo suficiente, y ahí es donde entran los remedios para el insomnio.

Hay dos categorías básicas cuando se trata de remedios para el insomnio.

Remedio Artificial

El primero es el Remedio Artificial. Este tipo de medicamento se encuentra en la farmacia y la clínica. Por lo general, se receta para abordar la enfermedad en su origen. Aunque suele ser costoso, suele dar resultados rápidos. Sin embargo, la mayoría de los medicamentos hoy en día son tóxicos, llenos de sustancias químicas dañinas que no son seguras para consumir durante mucho tiempo.

Remedio Natural

El otro tipo de remedio se llama Remedio Natural. Las personas han practicado la medicina natural durante siglos. Este tipo de remedio utiliza el proceso de curación natural del cuerpo para vencer el insomnio. Suele ser menos costoso, pero lo que los hace destacar es que no son tan tóxicos como los Remedios Artificiales.

Independientemente del tipo de remedio que elijas, el objetivo es ayudarte a conciliar el sueño y mantenerlo. Estos remedios están destinados a ayudarte a descansar más por la noche. La mayoría de estos remedios causarán somnolencia, así que es mejor tomarlos justo antes de acostarte, a menos que se indique lo contrario. También es importante asegurarse de hablar con un médico antes de tomar cualquier medicamento mencionado a continuación.

Eszopiclona:

También conocida como Lunesta, es un grupo de medicamentos capaz de hacerte dormir fácil y rápidamente. Las estadísticas muestran que Lunesta puede hacer que la mayoría de las personas duerman un promedio de 7 a 8 horas. Es un grupo fuerte de medicamentos, así que asegúrate de evitarlo a menos que puedas dormir toda la noche para evitar la somnolencia. La FDA limita la dosis del medicamento a no más de 1 mg. Cualquier cantidad superior podría aumentar el riesgo de somnolencia al día siguiente.

Ramelteon:

Este grupo de medicamentos funciona de manera diferente; no causa efectos adversos como somnolencia. Los medicamentos comunes para inducir el sueño afectan al sistema nervioso central, deprimiendo sus funciones y llevando al usuario a un estado somnoliento. Ramelteon, por otro lado, se dirige específicamente al ciclo sueño-vigilia. Este medicamento se receta a quienes tienen dificultades para conciliar el sueño. Debido a la falta de efectos secundarios, Ramelteon se puede recetar para uso a largo plazo. El medicamento tampoco ha mostrado historial de abuso o dependencia.

Zaleplon:

También conocido como Sonata. La mayoría de los medicamentos tienen un tiempo de activación largo en el cuerpo humano. Sonata no es uno de ellos. Entre todas las últimas pastillas para dormir, Sonata logra permanecer activa en el sistema durante el menor tiempo posible. En otras palabras, este medicamento no deja o deja pocos efectos secundarios a la mañana siguiente. Por ejemplo, si alguien tiene dificultades para conciliar el sueño, una pastilla de Sonata lo ayudará a dormirse sin sentirse mal al día siguiente.

Doxepina:

También conocida como Silenor. Este grupo de medicamentos se receta específicamente a quienes tienen dificultades para mantenerse dormidos. Puedes decir que es un remedio artificial para los "dormilones ligeros" que se despiertan fácilmente por estímulos mínimos. Actúa suprimiendo los receptores de histamina, ayudando así al mantenimiento del sueño después de conciliarlo. Dado que este medicamento requiere que duermas durante un tiempo determinado, no lo consumas a menos que puedas dormir durante 7 u 8 horas completas por la noche. La dosis depende de tu respuesta al tratamiento, salud y edad.

Benzodiacepinas:

Son útiles tanto para el insomnio a corto como a largo plazo. Tienen un efecto duradero en el cuerpo, ya que permanecen en el sistema durante mucho tiempo. Así que, para aquellos que han tenido insomnio durante mucho tiempo, este medicamento puede ayudarles en su camino hacia la recuperación total. Se usa comúnmente para tratar pesadillas prolongadas y sonambulismo.

Debido a que el efecto de este medicamento es persistente, es posible que te sientas cansado y somnoliento al día siguiente. Otro efecto secundario de este medicamento es que puede resultar en dependencia, lo que significa que podrías tener que depender de este medicamento para conciliar el sueño y mantenerlo en el futuro. Las benzodiacepinas se encuentran en pastillas para dormir como Triazolam (Halcion), Alprazolam (Xanax), Temazepam (Restoril) y otros.

Es importante obtener una evaluación médica antes de tomar cualquier pastilla para dormir. Visita a un médico para un examen completo. Siempre consulta a tu médico sobre los efectos adversos de cualquier medicamento antes de decidir qué pastillas tomar. Cada medicamento puede causar diferentes efectos secundarios, como dolor de cabeza, reacciones alérgicas graves, somnolencia prolongada, por nombrar algunos.

Por otro lado, algunos preferirían optar por remedios naturales en su lugar. No tienes que depender de productos químicos con efectos adversos dañinos, especialmente al despertar. En cambio, ¿por qué no usar remedios naturales para reparar tu ciclo de sueño y poner fin al insomnio?

Ve de camping

Cuando la tentación de ver televisión o trastear con el teléfono te mantiene despierto hasta tarde, es hora de agarrar la tienda de campaña y salir de camping. Aléjate de los dispositivos electrónicos y disfruta de una desintoxicación digital de vez en cuando. Métete en una zona libre de distracciones y sé consciente de tu entorno y de ti mismo. Aprovecha este tiempo para meditar, hacer algo de yoga, escribir, reflexionar o simplemente respirar.

Según varios estudios, los campistas que se alejan de los aparatos y practican rituales relajantes como meditar o escuchar música se duermen aproximadamente 2 horas antes de lo habitual. Otro punto importante a recordar es que los dispositivos digitales contribuyen al insomnio. Se ha descubierto que las fuentes de luz artificial pueden afectar negativamente los ritmos circadianos.

Intenta dormir en el suelo, no en tu coche o cabaña. De esa manera, estarás conectado con la naturaleza. Independientemente de lo que hagas durante el camping, el objetivo final es relajarte, alejarte de distracciones y demandas externas, evitar la luz artificial y estar en sintonía con la naturaleza. Báñate bajo la luz natural del sol y acuéstate cuando se ponga el sol. En poco tiempo, resetearás tus ritmos de sueño.

Terapia Musical

La música ha sido utilizada desde tiempos antiguos para combatir el insomnio. Es una herramienta curativa que puede ayudar a aliviar la ansiedad, lo cual puede contribuir a una mala calidad del sueño. La gran ventaja de esta técnica es que es fácil de usar y no tiene efectos secundarios.

Existen muchos tipos diferentes de terapias musicales, y difieren en los tipos de estimulación neurológica que provocan. Por ejemplo, la música clásica puede ser una poderosa herramienta de confort y relajación, mientras que la música rock puede causar incomodidad. Intenta optar por música relajante y suave que incluya sonidos de la naturaleza como el océano, pájaros, cascadas, etc.

Varios estudios mostraron que las personas que escuchan música tranquila antes de irse a la cama tienen una mejor calidad de sueño durante la noche que aquellas que no lo hacen. Por lo tanto, si tienes problemas para conciliar el sueño, esta podría ser una solución.

"Apaga" para Mejorar el Sueño

El sueño no es un interruptor de encendido y apagado. Tu cuerpo necesita tiempo para relajarse y prepararse para dormir. A las personas con insomnio a menudo les resulta difícil apagar su mente por la noche. Puedes intentar apagar para mejorar el sueño. Esta técnica ayuda a calmar las cosas para que tu cuerpo entienda que es hora de descansar. Para preparar el escenario para dormir, es importante relajarse y calmar nuestra mente.

Por ejemplo, si tomas una ducha caliente antes de acostarte, crearás una disminución en la temperatura corporal, lo que activará la preparación para dormir. Al tomar una ducha caliente, la temperatura corporal disminuirá y se ralentizarán las funciones metabólicas como la respiración, la digestión y la frecuencia cardíaca. Tu cuerpo entenderá que es hora de calmarse y relajarse. Si tienes el hábito de escuchar música antes de ir a la cama todas las noches, tu cuerpo se condicionará a entender que escuchar música por la noche señala la hora de dormir.

Todo se trata de hábitos y condicionamiento. Dedica al menos media hora de tiempo relajante antes de acostarte para hacer ejercicios de respiración o relajación y despejar tu mente. El objetivo de esta hora de apagado es señalar a tu cerebro que es hora de relajarse, descansar y dormir.

Duerme en una Habitación Fresca

Aquellas personas que tienen problemas para conciliar el sueño suelen tener una temperatura central del cuerpo más alta justo antes de dormirse en comparación con sus contrapartes más saludables. Por lo tanto, este grupo de personas con insomnio necesita esperar al menos 2 a 4 horas antes de que su temperatura corporal disminuya e inicie el sueño.

La investigación muestra que la temperatura óptima de la habitación para dormir está entre 16 y 20 grados Celsius. Cuando intentas dormir, tu cerebro disfruta del entorno frío.

Además, dormir en una habitación fría también ayuda en el antienvejecimiento. Contribuye a la liberación de hormonas antienvejecimiento conocidas como melatonina, un potente antioxidante que combate la inflamación, fortalece el sistema inmunológico, previene el deterioro cognitivo y el cáncer.

Hay un dicho que dice que aquellos que se acuestan temprano y se levantan temprano viven más. Tiene mucho sentido considerando que dormir en una habitación fría reduce la neurodegeneración y el estrés oxidativo. Podría seguir y seguir sobre los beneficios antienvejecimiento de tener una buena noche de sueño en un entorno frío. Pero la clave para aumentar la producción de hormonas antienvejecimiento en tu cuerpo es tener un sueño adecuado.

Y el primer paso para hacerlo es crear un entorno óptimo para dormir bajando la temperatura de la habitación. La falta de sueño trae muchos efectos perjudiciales para tu salud física y mental.

En última instancia, puede poner en riesgo tu vida. Así que asegúrate de corregir tus hábitos de sueño, y puedes empezar haciendo un entorno óptimo para dormir.

Haz Ejercicio

Haz ejercicio temprano. No es ningún secreto que el ejercicio mejora el sueño y la salud en general. Pero un estudio publicado en la revista Sleep muestra que la cantidad de ejercicio realizada y cuándo se hace marcan la diferencia. Los investigadores descubrieron que las mujeres que hacen ejercicio a una intensidad moderada durante al menos 30 minutos cada mañana, los 7 días de la semana, tienen menos problemas para dormir que aquellas que hacen menos ejercicio o lo hacen más tarde en el día. El ejercicio matutino parece afectar positivamente nuestros ritmos corporales, lo que a su vez mejora la calidad del sueño.

Una de las razones de esta relación entre ejercicio y sueño puede ser la temperatura corporal. La temperatura corporal aumenta durante el ejercicio y tarda hasta 6 horas en volver a la normalidad. Esto se debe a que las temperaturas corporales más frescas están vinculadas a un mejor sueño. Por lo tanto, es importante darle a tu cuerpo tiempo para enfriarse antes de acostarte.

El sueño es una parte crucial de nuestra salud y curación. Tómatelo en serio y busca la ayuda de un profesional de medicina funcional si no puedes controlar tu sueño. Todo esto requiere disciplina y compromiso. Una vez que restablezcas tu reloj biológico y vuelvas al ritmo normal del sueño, finalmente disfrutarás de los beneficios de un sueño reparador y restaurador.

Capítulo Cinco: Modificación Del Estilo De Vida Para El Insomnio

En el capítulo anterior, hablamos sobre las dos categorías fundamentales de remedios para superar el insomnio. Sin embargo, estos factores externos no pueden abordar la raíz del insomnio. Sí, puedes sentirte mejor después de probar esos remedios, pero el insomnio solo puede curarse por completo si se elimina el origen del problema. De lo contrario, hay una alta probabilidad de recaída en el insomnio.

Entonces, ¿cuál es la raíz del insomnio? Para muchos, la causa principal del insomnio es tener un estilo de vida deficiente y hábitos de sueño. Cambios simples en el estilo de vida pueden marcar una gran diferencia en la calidad de tu sueño.

Aunque no todo el insomnio se debe al estrés, es innegable que las personas que experimentan estrés continuo son más susceptibles al insomnio. En el caso del insomnio relacionado con el estrés, tratar o eliminar el estrés aliviará el insomnio. Como se mencionó en el capítulo anterior de este libro, el estrés afecta la calidad del sueño, lo que puede alterar el ritmo del sueño. Por lo tanto, te resultará difícil conciliar el sueño por la noche y permanecer despierto durante el día.

Es importante manejar todas las áreas de tu vida de la mejor manera posible para asegurarte de tener un equilibrio saludable. Asegúrate de dormir lo suficiente todos los días. El sueño juega un papel importante en tu salud física. La falta de sueño a corto plazo puede hacerte más irritable. Los efectos a largo plazo pueden ser graves: problemas cardíacos, depresión, derrame cerebral, ataque al corazón, por nombrar algunos.

Según los expertos en sueño, varios estudios han mostrado que cuando las personas duermen lo suficiente, no solo se sentirán mejor, sino que también aumentarán sus posibilidades de vivir vidas más largas, saludables y exitosas.

Para superar el insomnio, debes alejarte de la nicotina, la cafeína y el alcohol. Todos estos harán que tu mente se inquiete con el tiempo de forma natural. Tener una cantidad constante de cafeína obligará a la mente a estar más activa de lo normal. La mayoría de las personas necesitan energía para empezar el día, así que eligen estimulantes. La cafeína es una de las opciones más populares hoy en día para garantizar alerta y vigilia por la mañana y durante el resto del día.

Sin embargo, muchos ignoran el hecho de que la cafeína es una de las principales causas del insomnio. Desajusta el equilibrio natural entre la vigilia y el sueño. Por lo tanto, los insomnes deben alejarse de estas bebidas para tener un sueño de calidad. Omitir ese descanso con café, opta por un vaso de agua simple en lugar del café, que podría ser la razón por la que tienes problemas para conciliar y mantener el sueño por la noche.

Además, establecer un horario de sueño para ti mismo es una de las mejores técnicas de autoayuda para el insomnio. Es un paso importante para superar el insomnio de manera definitiva. Es crucial acostarse a la misma hora todas las noches y despertarse a la misma hora todas las mañanas porque el cuerpo necesita consistencia.

El cuerpo prefiere una rutina. Prospera en el hábito. Con una hora regular de acostarse y despertarse, es más probable que tu cuerpo se mantenga en el camino correcto. Si puedes, evita los horarios alternativos, las fiestas nocturnas, los turnos nocturnos u otras cosas que puedan alterar tu horario de sueño.

Cuando te cueste conciliar el sueño, intenta tomar un vaso de leche tibia. Es un remedio tradicional para el insomnio, y hay evidencia de que puede ayudarte a obtener un sueño de mejor calidad. La leche no solo ayuda a evitar que el hambre perturbe tu sueño, sino que también contiene un aminoácido llamado triptófano, que se convierte en el cerebro en una sustancia "relajante" conocida como serotonina. El calcio es muy pro-metabólico, reduce el estrés y disminuye los niveles de la hormona paratiroidea, que se sabe que juega un papel en el insomnio.

No solo eso, siempre puedes ajustar tu propio horario diario para incluir tiempo para yoga o meditación. Hay abundante evidencia de que el yoga y la meditación pueden mejorar los patrones de sueño, a menudo de manera dramática. Tener tiempo de relajación para ti mismo es importante.

Estas técnicas se pueden hacer en casa para mayor comodidad y privacidad. Ayudan a aumentar la flexibilidad total de tu cuerpo, relajan tu mente y desestresan tu cuerpo. Intenta dedicar al menos 30 minutos al día para meditar o hacer yoga. Por lo general, la meditación y el yoga se hacen mejor por la mañana temprano, en un lugar tranquilo y con exposición a la luz solar.

En cuanto a la meditación, todo lo que tienes que hacer es sentarte y despejar tu mente. Trata de escuchar música relajante para ayudarte a calmarte. En el momento en que te acostumbras a la idea de meditar durante el día, la mente podrá relajarse más rápido por la noche y, por lo tanto, tendrás más facilidad para conciliar el sueño.

En cuanto al yoga, puedes ir a clases con amigos o practicar en casa para tener más privacidad. Beneficiará tu sueño de muchas maneras. La práctica de ciertas posturas de yoga aumentará la circulación sanguínea al centro del sueño en el cerebro, lo que tiene el efecto de normalizar el ciclo del sueño.

Recuerda, el sueño no es una elección de estilo de vida o un lujo; es natural y necesario. Así que elimina las causas subyacentes, cambia tu dieta, toma un vaso de leche tibia, establece un horario de sueño, haz yoga y meditación. Sigue los consejos mencionados anteriormente y, eventualmente, obtendrás un sueño de calidad.

Capítulo Seis: Apagar El Cerebro

Enfrentar el insomnio es una lucha cuesta arriba. Cuando intentas curar el insomnio, en realidad estás tratando de evitar que tu mente esté demasiado activa por la noche. No hay razón para tener miedo de pasar noches sin dormir y preguntarte si todo va a terminar.

Preocuparte solo traerá noches sin dormir. ¡Así que deja de pelear contra el insomnio en tu cabeza! Todo lo que necesitas hacer es 'Apagar' tu cerebro.

Por la noche, quieres que tu mente se ralentice hasta el punto en que puedas quedarte dormido rápidamente. Dormir lo suficiente te ayuda a mantenerte completamente alerta al día siguiente y asegura un buen descanso nocturno. Una de las razones por las que la gente lucha por conciliar el sueño es porque su cerebro de mono se niega a apagarse. Con demasiada frecuencia, comienzan a pensar en cosas inútiles que no sirven para nada más que obstaculizarles conciliar el sueño.

Apagar necesita práctica. ¡Para muchos adultos ocupados, la única vez que reflexionan sobre sus vidas es durante la hora de dormir! Es bueno reflexionar de vez en cuando, pero no a la hora de dormir. Muchas veces, este es el mayor culpable que te impide conciliar el sueño.

Entonces, para aquellos que quieren reflexionar sobre sus vidas, consideren despertarse más temprano para tener tiempo por la mañana o incluso programar algún tiempo por la noche para hacer alguna reflexión.

Noche Estimulante = Mal Sueño

Otra razón por la que la gente no puede apagar es que tienen muchas actividades por la noche que son demasiado estimulantes, lo que les impide sentirse cansados. ¡Algunos incluso aman tomar cafeína por la noche! No es de extrañar que la gente tenga dificultades para conciliar el sueño.

Así que aléjate del café, de tus teléfonos móviles, portátiles y televisores cuando sea hora de dormir. Evita actividades que te hagan pensar y requieran esfuerzo físico por la noche. Y lo más importante, evita la 'pantalla azul' de los dispositivos electrónicos.

Nunca te Pierdas Otra Noche de Sueño

Otro secreto para conciliar el sueño es programar tu sueño. La mayoría de las personas no lo hacen. En lugar de eso, eligen dormirse solo cuando están cansados. Pero lo que deberían hacer es establecer su rutina y programar su hora de dormir. Con repeticiones, tu mente se condicionará a apagarse cuando el reloj marque la hora habitual para dormirse.

Tener una rutina de sueño regular es, sin duda, la mejor técnica para garantizar un sueño de mejor calidad. De hecho, nuestros cuerpos prosperan con un horario de sueño constante y la regularidad. Aunque no hay una solución única para todos, tener una rutina de sueño consistente seguramente ayudará a vencer el insomnio crónico de una vez por todas.

Cómo 'Apagar' por la Noche

Lo primero que debes hacer después de cenar y limpiar para la noche es apagar todos tus dispositivos electrónicos. Tener el teléfono o la computadora encendidos cuando te estás preparando para dormir estimulará tu cerebro y eventualmente dificultará tu sueño. Admítelo, tus dispositivos electrónicos son adictivos y no sabes cuándo parar.

La luz interferirá en tu patrón de sueño y te mantendrá completamente despierto. Se recomienda evitar el uso de tus dispositivos en todo momento al menos 1 hora antes de acostarte.

Leer antes de dormir está bien, pero no a través de tus dispositivos electrónicos. Leer un libro físico como hobby antes de acostarte realmente te ayuda a prepararte para dormir. Es mejor no leer en tu habitación. Se te anima a leer en otra habitación, ya que no quieres que tu mente esté activa en la habitación en la que necesitas dormir.

Nuevamente, para condicionar tu mente a apagarse en el momento en que entras en tu habitación. Si puedes relajarte por completo al leer un libro, está bien hacerlo mientras estás acostado en la cama. De lo contrario, es mejor leer en otra habitación.

Lo siguiente que puedes hacer es escuchar música y apuntar cualquier recordatorio que necesitarás para el próximo día. La música te ayudará a calmar tu mente y a eliminar el estrés. Trata de escuchar música suave y lenta en ritmo. Escuchar algo fuerte o emocionante estimulará la mente y te será más difícil conciliar el sueño. Por ejemplo, te encontrarás en un estado mucho más relajado cuando escuchas música clásica que música rock.

Otro consejo es planificar tus días antes de dormir. Escribir recordatorios para el próximo día ayuda a despejar tu mente.

Permanecer despierto en la cama mientras te recuerdas constantemente que necesitas recordar algo mantendrá tu mente activa. Piensa en tu bloc de notas como una bóveda de "déjalo y olvídalo". Simplemente toma un trozo de papel y anota algunos apuntes. Te ayudará a calmarte y conciliar el sueño más rápido.

Otra cosa que puedes hacer es tomar una bebida relajante como té justo antes de acostarte. Sin embargo, asegúrate de alejarte de la cafeína, el alcohol y las bebidas con mucha azúcar. Una taza de té puede calmar tu mente y ayudar a que tu cuerpo se relaje.

Esta también es una excelente manera de crear tiempo para ti mismo. Un tiempo para tranquilizarte y relajarte. Puedes hacer esto mientras lees o escuchas música. Si no encuentras placer en tomar té, considera tener un tentempié ligero antes de acostarte. No consumas nada que sea demasiado alto en calorías y difícil de digerir. De todos modos, un bocadillo ligero es bueno porque a veces, la razón por la que tienes problemas para conciliar el sueño es simplemente por hambre.

Otra forma de asegurar un sueño reparador es bajar la temperatura de tu habitación. La mejor manera de hacer esto es ajustar el termostato de tu habitación para que esté un poco más fresco. Nuestro cuerpo está condicionado de tal manera que cuando entra en un entorno más fresco, recibe una señal de que es hora de descansar.

Además, ¿por qué no darte una ducha rápida justo antes de acostarte? Preferiblemente una ducha fría para enfriarte de inmediato. De lo contrario, puedes probar a conseguir un ventilador para la cama, un colchón más fresco o dar un paseo corto antes de acostarte.

Todas las cosas mencionadas anteriormente pueden ser parte de tu rutina antes de acostarte. Adelante, pruébalas y descubre qué funciona mejor para ti y tu horario. En poco tiempo, no tendrás problemas para conciliar el sueño y permanecer dormido nuevamente.

Palabras Finales

Espero que este libro pueda servirte y guiarte para detener o prevenir el insomnio. Eres libre de probar cualquier consejo y estrategia que se mencionan aquí para garantizar un sueño reparador. Después de todo, un buen sueño es la base de tu bienestar mental y físico. Ya sea con remedios artificiales o naturales, cambios en tu estilo de vida o estableciendo una rutina, todos estos contribuyen a prevenir el insomnio.

Entonces, ¿qué hacer a continuación? ¡Es hora de tomar acción hoy mismo!

Descubre cuál de estos métodos funciona mejor para ti e incorpóralos a tu rutina diaria. Escríbelos y visualiza cómo sería tu día promedio al agregar estas estrategias a tu rutina. Solo probándolos, podrás descubrir la mejor manera para ti de vencer el insomnio.

Agradecimiento

Queridos lectores,

Es un placer dirigirme a ustedes para expresar mi más sincero agradecimiento por tomarse el tiempo de explorar el libro "Cómo Dormir Bien". Espero que hayan encontrado útiles las sugerencias y consejos compartidos en estas páginas, diseñados con la intención de ayudarles a alcanzar un sueño reparador y mejorar su bienestar general.

En este viaje para entender y combatir el insomnio, su dedicación a explorar las diferentes estrategias, ya sea a través de remedios naturales, cambios en el estilo de vida o la adopción de rutinas específicas, es verdaderamente admirable. La búsqueda de una mejor calidad de sueño es un paso significativo hacia el cuidado de su salud mental y física.

A lo largo del libro, hemos explorado la importancia tanto de los remedios artificiales como de los naturales, destacando la necesidad de encontrar un equilibrio que se adapte a su vida cotidiana. Los cambios en la rutina, desde acampar al aire libre hasta practicar la terapia musical, han sido presentados con la intención de brindarles opciones accesibles y efectivas para mejorar su calidad de sueño.

Entiendo que cada persona es única y que lo que funciona para uno puede no ser igualmente efectivo para otro. Por eso, al proporcionar una variedad de enfoques, mi objetivo ha sido brindarles la libertad de probar y elegir las estrategias que mejor se adapten a sus necesidades individuales.

Es fundamental reconocer su compromiso con la mejora continua de su sueño y, por ende, de su vida en general. La calidad del sueño afecta directamente su bienestar, y su disposición para explorar nuevas prácticas y hábitos es un testimonio de su dedicación a una vida más saludable.

A medida que avanzan en la implementación de estas estrategias, los animo a mantener un enfoque positivo y perseverante. La creación de rutinas saludables puede llevar tiempo, pero los beneficios a largo plazo son invaluables. Imaginen cómo sería su día a día al integrar estas prácticas en su vida diaria y cómo el sueño reparador puede convertirse en una constante en su bienestar general.

En resumen, agradezco sinceramente su participación en este viaje hacia un mejor sueño y una vida más saludable. Sus esfuerzos individuales no solo impactarán positivamente en su propia vida, sino que también pueden inspirar a otros a seguir el camino hacia un descanso más reparador.

Con gratitud.

Las Siete Causas Más Comunes Del Insomnio - Bono

Introducción

Cuando te preguntas por qué no estás durmiendo bien, muchas veces no sabes que, aunque hay razones clásicas para la falta de sueño, existen otras razones que no son tan comunes. Estas podrían ser la causa de esas noches aparentemente interminables en las que miras hacia la oscuridad, deseando poder dormir.

Quizás tu cuerpo esté tratando de decirte algo, y ayuda entender un poco sobre cómo funciona el cuerpo humano. Con este conocimiento, quizás puedas finalmente lograr el sueño que has estado anhelando.

Agotamiento Adrenal

Tu cuerpo funciona de manera bastante lógica. Cuando estás en reposo, tu cuerpo puede almacenar energía y esta energía se utiliza cuando realizas una actividad. Si alguna vez has escuchado la expresión "Estoy tan cansado que no puedo dormir", lo que la persona podría estar sufriendo es agotamiento adrenal. Imagina que el cuerpo es como una batería recargable, eventualmente esa batería pierde toda su energía y ya no se puede recargar.

Bueno, eso es lo que le sucede al cuerpo durante el agotamiento adrenal. No hay energía. Por lo tanto, cuando alguien se involucra en actividades, la energía se agota aún más. Esto se convierte en algo así como un círculo vicioso. Aquellos que sufren esto a menudo toman lo que creen que estimula la energía. Por ejemplo, pueden beber café.

La creencia errónea de que esto ayuda a los niveles de energía provoca aún más agotamiento, porque aunque el café pueda dar la apariencia de dar energía, en realidad no lo hace. Simplemente agota al cuerpo de más energía porque trabajas con la suposición de que hay más que obtener del café que has bebido, y esto realmente utiliza más energía de la que se obtiene del café. En este caso, la única salida de este círculo vicioso es aprender a relajarte.

El yoga y los ejercicios de estiramiento son la respuesta, ya que al estirar tus músculos, inmediatamente permites un mayor almacenamiento de energía en tu cuerpo. Añadir suplementos de magnesio también ayuda, porque mientras que el calcio contrae los músculos, el magnesio los relaja, permitiéndote relajarte y ganar energía.

Cuando tus niveles de energía se normalizan, podrás ser activo durante el día y, por lo tanto, fomentar un sueño correcto por la noche. Así que puedes ver que el cuerpo humano depende de un equilibrio de estilo de vida que brinde descanso adecuado y producción adecuada. Cuando la producción supera al descanso, el resultado es el agotamiento adrenal.

Efectos Secundarios De Los Medicamentos

Si no has estado durmiendo bien durante un tiempo, vale la pena buscar los efectos secundarios de cualquier medicamento que estés tomando. A menudo, los medicamentos ocultan una multiplicidad de efectos secundarios y un efecto secundario común es el insomnio.

Además de perturbar tu sueño REM, que es el sueño profundo que experimenta la mayoría de las personas al dormir normalmente, los medicamentos también pueden contener sustancias como cafeína y otros estimulantes que pueden estar impidiendo que duermas correctamente.

Si sientes que esta es una causa, no te desesperes. Tu médico puede cambiar los horarios en que tomas tus medicamentos o incluso darte equivalentes sin los potenciadores adicionales, para que veas una mejora en tu sueño.

Incluso si no ves ninguna conexión entre tus medicamentos y tu falta de sueño, vale la pena mencionárselo al médico, ya que estará calificado para explicar medicamentos alternativos que pueden no tener estos efectos secundarios. Comúnmente, los analgésicos pueden contener cafeína y te pueden recetar un sustituto si descubres que acostumbras tomar analgésicos por la noche.

Otra forma de combatir esto es hacer ejercicios de yoga suaves por la noche para aliviar el dolor, para que necesites menos analgésicos al acostarte.

Se ha descubierto que las estatinas interrumpen el sueño, aunque esto no se aplica a todos los que las toman. Estos medicamentos cardíacos llevan advertencias y, si puedes corregir tus problemas con un cambio de medicamentos o estilo de vida, esto ayudará a que el patrón de sueño vuelva.

Los Inhibidores Selectivos de la Recaptación de Serotonina utilizados para tratar a aquellos con depresión también pueden fomentar la falta de sueño. Por lo tanto, se recomienda que revises la hora del día en que tomas estos medicamentos y los ajustes para introducirlos por la mañana en lugar de tomarlos por la noche.

Si también quieres tener una buena noche de sueño, se aconseja hacer ejercicio regularmente. Muchas personas deprimidas son inactivas y es una combinación de los ISRS y la inactividad lo que está causando la falta de sueño.

Medicamentos para la tos: Aunque se pueden comprar sin receta, tienen tendencia a contener alcohol. Dado que el alcohol afecta tus patrones de sueño REM, esto podría explicar por qué no puedes conciliar el sueño y quedarte dormido.

Lo Que Comes Y Bebes

Quizás pienses que estás tomando decisiones sabias con tu comida. Sin embargo, ¿con qué frecuencia cenas? La comida sin digerir puede causar todo tipo de problemas, desde acidez estomacal hasta el reflujo gastroesofágico.

Si tienes la costumbre de cenar en las tres horas antes de ir a la cama, es hora de cambiar tus hábitos. Se desaconseja cualquier cantidad considerable de comida. Sin embargo, si quieres un tentempié ligero, puede ser más saludable de lo que piensas.

Un pequeño y limitado "gustito" de galletas (que son carbohidratos) puede desencadenar la hormona de la felicidad, la serotonina, que ayuda a promover un sueño saludable.

También es posible que estés bebiendo sin darte cuenta bebidas que tienen estimulantes. Observa las etiquetas de tus alimentos, porque incluso las bebidas con sabor a cacao pueden contener demasiada cafeína para considerarse una buena opción antes de acostarte. Las bebidas enlatadas no son la mejor elección para la noche, y hacer tu propia infusión de manzanilla puede ayudarte a relajarte lo suficiente para dormir bien. Sin embargo, es cuestión de gustos.

Hay ciertos alimentos que se sabe que mantienen a las personas despiertas y deben evitarse. Por ejemplo, aperitivos deportivos como las papas fritas y las patatas fritas pueden alterar el ciclo del sueño y deben evitarse por la noche. Hablando de picar por la noche, evita las verduras crudas, ya que pueden causar estragos en tu sistema digestivo, dificultando conciliar el sueño.

Otro alimento a evitar es el pepperoni, las salchichas o incluso el tocino. Lo que estos alimentos hacen en tu cuerpo es fomentar la liberación de norepinefrina en el cerebro. Esto se utiliza como una respuesta de lucha o huida a la presión arterial particularmente baja y actúa de manera similar a la adrenalina, haciéndolo indeseable cuando intentas dormir.

Una de las cosas más sorprendentes que la gente come por la noche es tan rica en cafeína que prácticamente grita que no dormirás. Eso es el chocolate y las variedades más oscuras que todos dicen que son saludables son las peores culpables, algunas contienen hasta 80 miligramos de cafeína.

Deberías limitar la cantidad de alcohol que bebes antes de acostarte, ya que el alcohol suprime el movimiento REM de los ojos y puede ser un culpable cuando se trata de insomnio.

Síndrome de Piernas Inquietas

Cuando mencionas esto a las personas con insomnio, a menudo sonríen incrédulas. No pueden ver cómo mover las piernas por la noche les impediría dormir adecuadamente. Sin embargo, los científicos han estado trabajando para descubrir las razones por las cuales las personas con SPI tienen problemas para dormir y han descubierto que los neurotransmisores llamados glutamato pueden ser la causa, ya que se ha demostrado que están elevados en personas con SPI.

El estiramiento y el ejercicio ayudan en esto, así que el yoga puede tener las respuestas para aquellos que sufren de SPI. La liberación de glutamato en el cerebro se utiliza para mejorar el desarrollo cognitivo y, por lo tanto, sería algo que un ser humano podría necesitar si tiene la intención de estudiar o aprender algo nuevo. Sin embargo, cuando se necesita dormir, este neurotransmisor puede activar demasiado la mente y hacer que el sueño sea casi imposible.

Las personas que padecen apnea del sueño también han mostrado niveles elevados de glutamato. El zinc puede ayudar porque transforma el glutamato en GABA, que es lo que se necesita para poder relajarse. El café también se sabe que fomenta el glutamato, así que si sufres de síndrome de piernas inquietas, es especialmente importante que evites tomar café o medicamentos que contengan cafeína antes de acostarte o dentro de la hora antes de acostarte.

Hay mucha charla entre los profesionales sobre cuál es la mejor manera de ayudar al glutamato a convertirse en GABA y hay muy pocas pistas. Los nutricionistas dicen que debes evitar comer champiñones, queso parmesano y guisantes verdes si padeces síndrome de piernas inquietas, aunque hay otros profesionales que dicen que el suplemento más seguro que puedes tomar es la L-Teanina, que es natural y proviene de las hojas del té.

Estos suplementos se pueden comprar en una tienda de alimentos saludables de renombre. Una vez que entiendes qué sucede dentro del cuerpo cuando ocurre el síndrome de piernas inquietas, es bastante sencillo disminuir el glutamato y fomentar más GABA. Esto, a su vez, relajará el cuerpo y ayudará al que lo padece a superar el obstáculo del sueño.

Temperatura Corporal

Cuando enseñas a un bebé a reconocer el Reloj Circadiano, le estás enseñando la diferencia entre la noche y el día. La oscuridad no es el único indicador de que el cuerpo debe entrar en modo de sueño. De hecho, la temperatura corporal central juega un papel importante.

Tu temperatura está dictada por tu sistema nervioso simpático y hay cierta correlación entre la actividad de este sistema y la forma en que respiras. Además de mantener la habitación ventilada, hacer ejercicios de respiración ayuda a que el oxígeno fluya a través del sistema nervioso simpático, lo que ayuda a controlar la temperatura del cuerpo.

La respiración profunda, como la que se hace en la meditación yoga, puede ayudar en circunstancias como estas, ya que hace que el sistema nervioso simpático sea más eficiente. Es posible que no lo sepas, pero no solo son los pulmones los que procesan el aire que respiras. El sistema nervioso simpático desempeña un papel importante en la distribución de oxígeno, pero también en el mantenimiento de la temperatura corporal a un nivel normal.

También te sugiero que uses sábanas de algodón, ya que estas no fomentan el sudor y te proporcionarán una cama más fresca. Cambia las sábanas regularmente y asegúrate de ventilar la habitación a diario. Las sábanas también necesitarán ventilación para evitar cualquier cosa que pueda provocar problemas respiratorios.

Si usas un edredón, ten en cuenta que es posible que necesites edredones de verano cuando las temperaturas suban y que el contenido natural de un edredón a veces puede provocar alergias. Por lo tanto, aunque los edredones sintéticos parecen de menor calidad, pueden proporcionar en realidad una mejor calidad de sueño, ya que no liberan los alérgenos que se sabe que provienen de las plumas y otros rellenos naturales de edredones.

La ropa de cama que uses también puede marcar la diferencia en la calidad de tu sueño. Esas sábanas sin planchar de las que estabas tan orgulloso de tener en realidad están tratadas con formaldehído y ni siquiera lavarlas detendrá la liberación de formaldehído, ya que es algo permanente. Mientras uses esas sábanas, la liberación de formaldehído ocurrirá y esto puede causar muchos problemas de salud, como dolores de cabeza, problemas respiratorios e incluso insomnio.

Por lo tanto, las sábanas siempre deben ser 100 por ciento de algodón. Otra área que puede estar afectando la calidad de tu sueño son las almohadas de espuma. Evita estas porque, aunque afirman ser hipoalergénicas, la base para la fabricación de la espuma es el petróleo. Se sabe que esto libera vapores a medida que la almohada se calienta.

Como sugerencia para el área del dormitorio de tu hogar, asegúrate de cambiar tu colchón regularmente. Esto puede estar afectando tu temperatura general y tus niveles de comodidad. Las personas que sufren de insomnio a menudo encuentran que la incomodidad del colchón es un factor contribuyente. Dado que sabemos que las espumas se derivan del petróleo, que libera vapores, trata de elegir colchones de buena calidad hechos de productos naturales.

Otra área a tener en cuenta es el mobiliario que tienes en la zona del dormitorio. Los muebles hechos de aglomerado también emiten formaldehído y no es un ingrediente saludable para agregar al dormitorio. Elige madera natural, ya que no tiene el mismo efecto. Manteniendo tu área de sueño simple, deberías poder convertir el dormitorio en un área relajante y ventilarlo regularmente para proporcionarte la temperatura adecuada para dormir.

Hipertiroidismo

Si la tiroides está hiperactiva, acelera los latidos del corazón y hace que el cuerpo esté hiperactivo. Esta hiperactividad significa que es difícil relajarse. Si tienes hipertiroidismo, esto se puede determinar mediante un simple análisis de sangre y si ya estás siendo tratado por problemas de tiroides, puede significar que la medicación que estás tomando está trabajando demasiado.

Normalmente, los pacientes con hipotiroidismo toman levotiroxina para acelerar la actividad de la tiroides. Sin embargo, a veces, estos pacientes necesitan reducir su dosis porque la tiroides puede oscilar en la dirección opuesta y volverse demasiado activa. Una visita a tu médico ayudará a determinar si esta es la causa de tu insomnio.

Los medicamentos antitiroideos se pueden tomar por aquellos que no están tomando levotiroxina para ayudar a reducir la actividad de la tiroides. ¿Por qué sucede? Sucede porque el sistema tiroideo no está funcionando correctamente y está filtrando la hormona tiroidea al cuerpo. Las medidas correctivas no son difíciles y el sueño normal se reanuda una vez que el hipertiroidismo se normaliza.

Otros indicios de que estás sufriendo de hipertiroidismo pueden ser los siguientes:

- Ritmo cardíaco rápido
- Pérdida de peso (sin explicación)
- Nerviosismo
- Sensibilidad anormal al calor
- Temblores

Todos estos síntomas, por supuesto, pueden surgir por otras causas, pero tiene sentido revisar la tiroides como medida inicial, ya que esto se puede corregir muy fácilmente una vez que se diagnostican los problemas tiroideos.

Falta De Rutina

Puede que te preguntes cómo la falta de rutina puede afectar tus patrones de sueño. La verdad es que muchas personas viven solas y no tienen ninguna estructura en sus actividades diurnas. De estos, muchos también serán inactivos, ya sea por elección de estilo de vida o por invalidez.

Por lo tanto, cuando llega la hora de acostarse para las personas normales, no ven que sea importante mantener algún tipo de rutina. Un paciente que se quedaba despierto hasta las 4 de la mañana de manera habitual no podía entender su falta de sueño, aunque lo que estaba haciendo era en realidad agotar toda la energía de su sistema y cansarse demasiado para dormir. Es necesario que las personas tengan algún tipo de rutina en su estilo de vida que incluya:

- Descanso
- Ejercicio

- Buena nutrición

Si alguno de estos aspectos falta en la rutina diaria, entonces puede ser imposible dormir porque el cuerpo no está listo para el sueño. Es casi como luchar contra los ciclos circadianos naturales y estos deben respetarse para mantenerse saludable.

Por lo tanto, ayuda tener una hora establecida para levantarte. También ayuda tratar de ser activo. El sujeto mencionado anteriormente no era activo y pasaba mucho tiempo en Internet, por lo que no hacía ejercicio en absoluto. Los niveles de oxígeno en su sangre eran bajos como resultado de esta falta de ejercicio.

Los ensayos clínicos han demostrado que las personas hoy en día no respiran de la manera correcta y que esto afecta la cantidad de CO_2 y O_2 en el cerebro. Esto puede causar insomnio o también puede causar un sueño excesivo, y una de las mejores formas de evitarlo es llevar un estilo de vida más saludable que incluya ejercicio y ejercicios de respiración.

Las neuronas corticales de las personas que no respiran correctamente se activarán y estarán listas para la acción porque lo que sucede es que la persona hiperventila. Si incorporas ejercicio regular y un estilo de vida que tenga horarios establecidos para levantarte e irte a la cama, es menos probable que suceda.

El otro factor contribuyente aquí es que muchas personas que llevan una vida sedentaria también tienen hábitos que contribuyen a la mala salud, como fumar, y esto también fomenta malos hábitos respiratorios. El cuerpo necesita trabajo, descanso y juego. Necesita aire fresco y sol y si encuentras que tu vida no tiene rutina, introducir una te ayudará a superar el insomnio porque estarás gastando energía.

Una de las mejores formas de superar los problemas asociados con la respiración es tomar clases de yoga, donde te enseñarán a respirar al ritmo de los movimientos de tu cuerpo. Las personas que toman clases de yoga también aprenden a respirar correctamente para lograr la meditación y esto ayuda en la distribución de oxígeno al cuerpo, así como a hacerte más consciente de tus propias deficiencias en cuanto a la rutina se refiere.

En los párrafos anteriores, hemos examinado áreas dentro de la vida de una persona que pueden no asociar con el sueño o el insomnio. Sin embargo, todas son relevantes y se puede hacer mucho para mejorar la calidad del sueño con una mejor comprensión de lo que lo interrumpe o evita que ocurra.

Desde lo que comes hasta cómo respiras, tu interacción con el mundo que te rodea dicta qué tan bien dormirás por la noche. A veces, volver a lo básico te ayuda a evitar todas las trampas del insomnio y empezar a disfrutar de un sueño de buena calidad en su máxima expresión. La regla principal, al buscar soluciones a tus problemas de sueño, es aprender a escuchar las necesidades de tu cuerpo. Una vez que lo hagas, te sorprenderá lo receptivo que es el cuerpo a los cambios que haces.

Por lo tanto, el sueño es posible, incluso para aquellos para quienes el insomnio se ha convertido en parte de la vida cotidiana. El cuerpo humano tiene la tecnología para dormir. Todo lo que necesitas hacer es descubrir qué está afectando su funcionamiento y, cuando lo hagas, disfrutarás de un sueño de buena calidad.